ÉTUDE

SUR LA

MALADIE BRONZÉE D'ADDISON

ET LA

PHYSIOLOGIE DES CAPSULES SURRÉNALES

Par M. le Dr DUCLOS (de Tours)

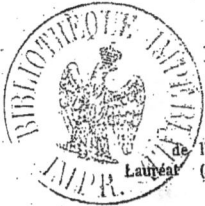

Médecin de l'hôpital Saint-Gatien,
Chevalier de la Légion d'honneur,
de l'ordre de Saint-Grégoire-le-Grand ; de l'ordre de Charles III,
Lauréat (Grand Prix, Grande Médaille d'Or, Prix Monthyon, Médaille d'Or)
de la Faculté de Médecine de Paris
et des Hôpitaux de Paris, etc., etc., etc.)

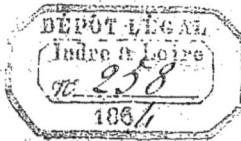

BIBLIOTHÈQUE IMPÉRIALE IMPR.

DÉPOT LÉGAL
Indre à Loire
n° 258
1864

Td 103 37

TOURS

IMPRIMERIE LADEVÈZE

Février 1863

PUBLICATIONS DE L'AUTEUR :

De l'emploi du calomel à doses fractionnées.

Des éruptions sudorales.

Recherches sur l'emploi des bains de sublimé.

De la pneumonie chez les très-jeunes enfants.

De la première dentition et des accidents qui peuvent la compliquer.

Des convulsions de l'enfance.

Études sur les indications thérapeutiques dans l'aménorrhée.

De la cachexie paludéenne et de son traitement.

De l'emploi du nitrate d'argent dans les phlegmasies intestinales de la première enfance.

Recherches sur l'emploi de l'huile de foie de morue aux diverses périodes de la phthisie pulmonaire.

Réflexions pratiques sur l'angine couënneuse.

Recherches sur l'emploi de la noix vomique dans l'impuissance et la spermatorrhée.

Études sur l'action contra-stimulante de la digitale dans la pneumonie aiguë.

Recherches sur la nature et le traitement de l'asthme.

De l'emploi de la digitale dans l'épilepsie.

Recherches sur l'emploi du nitrate d'argent dans la dysenterie aiguë.

Médication topique des maladies de la matrice.

MALADIE BRONZÉE D'ADDISON

DES FONCTIONS DES CAPSULES SURRÉNALES

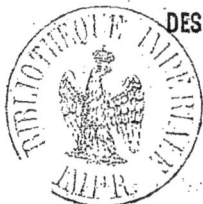

Il y a quelques années, un médecin anglais, déjà connu par d'importants travaux cliniques, le docteur Addison, signalait à l'attention des praticiens une maladie singulière dans sa forme, dans son expression symptomatique, dans les lésions anatomiques qui l'accompagnaient. Cette affection, à laquelle il donnait le nom de *maladie bronzée*, avait pour caractère extérieur essentiel une coloration spéciale des téguments, qui devenaient d'un bronzé noirâtre, et, dans tous les cas observés par Addison, elle avait paru liée à une lésion des capsules surrénales. La monographie publiée en 1855 par le savant médecin de Guy's Hospital (*on the constitutionnal and local effects of disease of the suprarenal capsules, in-4°, Londres, 1855*), et qui est vraiment un chef-d'œuvre de simplicité, de netteté et de bonne foi, comprenait onze faits dans lesquels la maladie bronzée avait à peu près invariablement semblé coïncider avec des altérations des capsules. Ces altérations n'avaient rien de fixe, rien d'absolu, rien de spécifique, au même titre, par exemple, que l'altération des plaques de Peyer dans la dothinentérie; mais toujours l'état bronzé de la peau avait coïncidé avec une lésion, quelle qu'elle fût, des capsules surrénales.

Addison avait d'ailleurs grand soin d'ajouter qu'il s'agissait ici d'une maladie spéciale ayant sa marche particulière, ses

symptômes déterminés, sa terminaison constante, d'une véritable entité morbide et non d'un fait physiologique bizarre,
exceptionnel, accidentel, compatible avec la vie et la santé
comme le mélanisme. On sait, en effet, qu'en dehors de toute
maladie spéciale, on a vu dans quelques cas extrêmement rares
la peau prendre une teinte brunâtre et même absolument noire,
teinte habituellement passagère, quelquefois pourtant persis-
tante. De Bomare, Camper, Starck, Blumenbach, Haller,
Ludwig, Albinus, en ont cité de très-curieux exemples rappor-
tés par Prichard, dans son *Histoire Naturelle de l'Homme*. Godron,
dans son remarquable traité *De l'Espèce*, si digne d'être lu
et médité, de Quatrefages, dans son *Unité de l'Espèce humaine*,
Frédault, dans son *Anthropologie*, en indiquent également
de très-remarquables exemples. Mais, dans ces faits, tout
se réduit au mélanisme. Dans ceux d'Addison, le mélanisme
n'est qu'un symptôme, qu'une expression de la maladie, l'expression capitale sans doute ; mais il n'est pas plus la maladie
tout entière que la teinte jaune de la peau n'est tout l'ictère,
ni que l'infiltration œdemateuse n'est toute l'albuminurie de
Bright, ni que la surabondance des globules blancs du sang
n'est toute la leucocythémie, pas plus enfin que le gonflement
thyroïdien et la saillie du globe oculaire ne constituent toute la
cachexie exophthalmique de Graves.

Il était impossible qu'un fait de cette importance passât inaperçu. D'autres praticiens en Angleterre ne tardèrent pas à en
signaler de semblables et à confirmer par leurs propres observations les faits indiqués par Addison.

En France, un homme d'une rare sagacité, le docteur
Lasègue, se chargea d'analyser, dans les *Archives générales de
Médecine* (mars 1856), le travail d'Addison et d'appeler sur ces
faits si nouveaux l'attention des praticiens. Quelques observations ne tardèrent pas à être publiées, rares pourtant, mais la
plupart confirmant, de la manière la plus nette, les résultats
annoncés par le médecin anglais.

J'ai eu deux fois dans ma pratique l'occasion d'observer la
maladie d'Addison. Le premier fait, je l'avoue, passa à peu près
inaperçu. Ce devait être vers 1850. Le travail du praticien anglais
n'avait pas encore paru. Personne parmi nous ne soupçonnait
l'existence de la maladie bronzée. Je vis le malade une seule
fois en consultation à mon cabinet, et si, depuis ce moment, la
lecture du travail du docteur Lasègue, celle de quelques observations publiées soit à l'étranger, soit dans la *Gazette Hebdomadaire*,
ne m'avaient vivement frappé l'esprit, ce premier exemple se-

rait resté dans ma mémoire classé parmi les faits à revoir, parmi ceux qui demandent à être de nouveau vérifiés et contrôlés.

Le second fait est celui que je me propose de publier aujour-d'hui. Cette fois, j'ai pu suivre la malade de près, la voir presque chaque jour, en la gardant à mon hôpital, l'étudier à tous les points de vue, et faire une recherche nécroscopique aussi complète que possible. Elle a été pour moi le sujet de bien des réflexions, soit de physiologie, soit de pathologie, que j'essayerai de résumer après avoir fait le récit de l'observation. Ce n'est point une monographie complète de la maladie d'Addison que je compte faire. Je veux seulement, à propos du fait que j'ai observé, aborder certains points obscurs, délaissés ou oubliés de cette singulière affection, puis à cette occasion et après une analyse des travaux faits sur ce sujet arriver à la grande et intéressante question des fonctions des capsules sur-rénales.

Exposons d'abord le fait lui-même :

La femme A. F***, âgée de trente-six ans, m'est amenée de la campagne à l'hôpital St-Gatien. Elle y entre le 4 novembre 1862. Sa constitution me paraît avoir été assez vigoureuse ; son activité grande. Cette femme travaillait à tous les ouvrages auxquels on a l'habitude d'employer une femme de ménage.

Elle n'a jamais eu de maladie bien grave, quelques fièvres in-termittentes seulement. Aucune disposition particulière à aucune maladie. Habituellement bien réglée, elle n'a jamais eu d'enfants.

Elle me raconte qu'il y a environ dix mois, à la suite de travaux de lavage en plein air, travaux qu'elle croit avoir été un peu excessifs, sa peau a pris une teinte brunâtre ; qu'elle attribuait tout d'abord à ce qu'elle appelait le *hâle*, coloration particulière que prend la peau chez les personnes exposées à toutes les intempéries, et sur tous les points du corps qui subissent l'action du froid, de l'humidité, du soleil. En même temps elle ressentait une faiblesse générale extrême, qui allait chaque jour croissant. Aucun symptôme d'ailleurs insolite ne se manifestait. L'estomac, les entrailles, la poitrine se mainte-naient dans un état régulier. Seulement le flux mensuel avait commencé par diminuer de quantité, puis par prendre une colo-ration de moins en moins foncée, et enfin par disparaître abso-lument. Jamais, à aucune époque de sa vie, la malade n'a fait usage de nitrate d'argent.

Cette situation avait toujours été progressant, bien que lente-ment, sans qu'aucun symptôme nouveau survînt ; seulement la coloration brune de la peau s'était de plus en plus prononcée.

Toute la surface du corps était devenue comme enfumée, exactement semblable à celle du mulâtre le plus pur, et, de plus, dans quelques points, des plaques s'étaient formées plus foncées, plus brunes, plus noires, exactement identiques à la peau du nègre le plus parfaitement nègre. Le sentiment général de faiblesse avait toujours été croissant, au point de rendre tout véritable travail impossible.

Ainsi, et en résumé, teinte noire générale de toute le peau, plus foncée, plus rigoureusement noire dans quelques points; — cessation du flux mensuel; — sentiment d'extrême faiblesse, tels étaient les symptômes qui, depuis dix mois, avaient préoccupé la malade. Ces renseignements recueillis, je l'examinai et je constatai l'état suivant :

La peau est dans toute son étendue d'une teinte noirâtre, complètement identique à celle d'un mulâtre. Il m'est facile de constater cette identité, en ce qu'à la même époque je trouve à Tours un mulâtre, et que, l'ayant fait venir chez moi, je le place auprès de la malade.

L'identité est parfaite. De plus, à la partie postérieure du cou, dans toute l'étendue qui sépare l'occiput du tronc proprement dit, la teinte est absolument noire, noire à la manière d'un véritable nègre. Je retrouve cette même teinte noire au pli de l'aine droite, à la partie inférieure et externe de la cuisse gauche, au coude droit et sur le dessus du pied gauche. D'autres plaques un peu plus foncées que sur le reste du corps, mais moins noires que les précédentes, se rencontrent aussi sous l'aisselle gauche et sur la cuisse droite.

Je ne constate rien à la sclérotique, rien à la conjonctive. J'examine les yeux à l'ophthalmoscope. La rétine et la choroïde ne présentent rien de particulier. La perception des couleurs est très-nette. La muqueuse buccale offre de distance en distance des plaques noirâtres, de véritables marbrures semblables à celles que présente la cavité buccale chez certains chiens. Les dents sont entourées de l'auréole qu'on rencontre dans la plupart des affections saturnines. Rien au voile ni à la voûte du palais; rien à la muqueuse pharyngienne. La salive est de quantité ordinaire et acide.

Un assez grand nombre de cheveux sont tombés. Beaucoup sont devenus gris depuis le début de la maladie.

Les ongles présentent à leur racine un petit liseré bleuâtre, qui rappelle celui du nègre.

En auscultant la poitrine, on constate l'intégrité parfaite de la respiration. Seulement un bruit de souffle au cœur, au premier temps, et du souffle également dans les carotides. Son normal en avant et en arrière.

En palpant et percutant l'abdomen, on ne trouve aucune altération de la résonnance normale, et on ne constate aucun développement maladif d'aucun organe. Du reste, ni vomissements, ni toux, ni diarrhée; plutôt un peu de constipation. Les matières fécales convenablement colorées.

L'urine légèrement acide; aucune trace de glucose ni d'albumine.

Peu de transpiration. La sueur a son odeur habituelle; elle ne teint pas le linge en noir, à peine alcaline, plutôt neutre.

Je remarque que la malade marche un peu courbée. Elle attribue cette disposition à une douleur à peu près fixe et permanente qu'elle éprouve dans les lombes autant qu'à sa faiblesse.

En présence de cet état d'anémie générale, d'affaiblissement profond, je conseillai une médication tonique, du fer, du quinquina, de l'huile de foie de morue, le tout avec le correctif d'un peu de bicarbonate de soude, — puis une alimentation très-réparatrice, de bon vin, de la viande, des légumes.

Sous l'influence de ce régime, la malade éprouva assez rapidement une notable amélioration. Elle se sentit bientôt un peu moins faible; elle allait et venait. De temps en temps elle venait de l'hôpital chez moi. Deux fois même, se trouvant notablement mieux, elle avait fixé le jour de son départ. Elle avait donc une espérance que je ne partageais pas, instruit par l'expérience d'Addison, lorsque le 9 décembre au matin, elle sentit un malaise considérable, une débilitation extrême, une sorte de sidération. Quelques heures après, des vomissements survenaient coup sur coup, composés d'abord des matières alimentaires prises la veille au soir et de la soupe prise le matin, puis de mucosités, et le jour même la malade succombait à trois heures de l'après-midi, au milieu des vomissements et après trois à quatre heures seulement du développement de ces accidents inattendus. Elle était restée cinq semaines à l'hôpital.

Je fis l'autopsie vingt heures environ après la mort, et je constatai l'état svivant :

Poitrine. — Intégrité parfaite des deux poumons. Pas de traces de tubercules. Aucune lésion. Quelques petites et minces adhérences de la plèvre droite. — État parfaitement normal du cœur. Pas d'épanchement péricardique.

Abdomen. — Foie et rate à l'état normal : ni maladie, ni hypertrophie, ni dégénérescence. — Estomac à l'état sain. — Rien au mésentère. Pas de ganglions développés. J'emporte chez moi les reins et les capsules surrénales pour les examiner minutieusement, et je constate :

Etat parfaitement normal des reins. Ni friabilité, ni ramollissement, ni congestion. Aucune lésion.

Les deux capsules surrénales sont au contraire le siége d'une dégénérescence cancéreuse complète. Elles forment toutes deux deux grosses tumeurs ovoïdes, irrégulières, très-bosselées, très-dures. Quand je les incise avec le scapel elles crient. Le tissu est exactement le tissu lardacé, squirrheux le plus parfait. Je les incise en présence de mon honorable confrère M. le docteur Patry, de Sainte-Maure, et nous constatons ensemble cette dégénérescence. Leur volume est celui d'un œuf, mais bosselé. Leur poids est de 48 grammes pour la capsule surrénale gauche, et de 54 grammes pour la capsule surrénale droite. Je remarque qu'il n'y a dans la capsule aucune cavité. Leur poids et leur dimension ont été appréciés après les avoir débarrassées de tout le tissu celluleux qui les entoure et avoir mis à nu la capsule surrénale pure et simple

Pas de plaques brunâtres à la surface, ni du péritoine, ni du péricarde, ni de la plèvre.

J'ai longuement exposé cette observation parce que, dans une maladie si nouvellement étudiée, tout détail pourra un jour avoir son importance ignorée aujourd'hui. Résumons-la en quelques lignes et nous dirons : Maladie bronzée d'Addison : onze mois de durée ; mort soudaine, au moment le plus inattendu, en quelques heures de vomissements ; cancer des capsules surrénales ; intégrité parfaite de tous les autres organes.

Il était impossible qu'un tel fait passât dans le champ de l'observation sans donner naissance à plus d'une réflexion, tant de pathologie que de physiologie.

Et d'abord, remarquons la singulière couleur de la peau. Elle est vraiment identique à celle du mulâtre et du nègre, ainsi qu'un rapprochement a pu permettre de le constater. Elle n'est pas bronzée, ainsi qu'on le dit si improprement, et surtout elle n'a rien qui la rapproche du bronze florentin, avec lequel plusieurs observateurs ont tâché de lui trouver de l'analogie. C'est du noir avec toutes les intensités de tons possibles, depuis l'état simplement enfumé jusqu'au noir du plus pur Guinéen. Ce n'est donc pas une maladie bronzée, une transformation de la couleur normale de la peau en couleur de bronze. Non. C'est, qu'on me permette le mot, une véritable négrification.

J'insiste, et j'insiste énormément sur ce point, et il y a une raison sérieuse de le faire, bien autrement sérieuse qu'un simple changement de nom de la maladie. Cette raison, la voici : On sait que, dans certains cas, et particulièrement chez les buveurs de profession, très-adonnés le matin au vin blanc pris à jeun, il s'établit fréquemment un ictère à forme spéciale, à marche lente, et dans lequel la peau prend une teinte de bronze plus ou moins clair. J'ai vu cela assez souvent, et tous les praticiens l'ont vu. Il m'est même arrivé dans un cas qu'un malade m'était adressé comme atteint de maladie d'Addison, et cet homme, buveur incorrigible, n'avait rien autre chose qu'un ictère bronzé. Voici donc une première occasion d'erreur dans le diagnostic.

On sait encore qu'il existe une autre variété d'ictère, l'ictère noir, très-justement appelé *ictère malin*. Dans celui-ci, la teinte bronzée de la peau prend une couleur bien plus foncée que dans le précédent, mais une couleur qui n'est pas davantage celle de la maladie d'Addison. Cet ictère noir, dont Bretonneau me paraît avoir seul bien saisi la nature, se termine aussi le plus habituellement par la mort, et vraiment on comprend bien que, si le foie n'est pas développé d'une manière anormale, si rien n'appelle l'attention de ce côté, le médecin qui n'a jamais vu la maladie d'Addison se croit en présence d'un cas de cette singulière affection. Voici donc encore une nouvelle erreur de diagnostic. Ces deux causes d'erreur se rencontreront certainement plus d'une fois dans la pratique, tant est fréquent l'ictère des buveurs. Je ne saurais donc trop les signaler à l'attention des praticiens, et en particulier de ceux qui habitent des localités où l'usage du vin est très-répandu.

On sait enfin qu'il y a quelques années, M. Boucher de la Ville Jossy (*Union médicale, mars 1861, et Gazette des Hôpitaux, avril 1861*) a communiqué à la Société médicale des hôpitaux une observation très-détaillée et une autre très-abrégée de malades offrant une coloration brune très-prononcée de la peau. M. Boucher prenait grand soin d'indiquer dans son travail qu'il ne s'agissait pas de la maladie bronzée d'Addison, mais bien d'une cachexie produite par l'action débilitante combinée du froid humide et d'une alimentation probablement insuffisante. Ce serait donc encore là une nouvelle source d'erreur, si vraiment le fait cité par M. Boucher n'est pas un cas de maladie d'Addison. On voit que je conserve à cet égard quelques doutes, et en voici le motif : M. Boucher n'a pas donné le résultat définitif de son observation; il nous dit que, le

13 mars « la coloration brune s'efface chaque jour davantage ;
celle du tronc toujours plus indiquée. » Il ajoute que, « vers le
milieu de mars (ce qui ressemble beaucoup au 13), on observe
encore une apparence cachectique bien prononcée. » La com-
munication est faite à la Société médicale des hôpitaux dans ce
même mois de mars, tellement qu'elle est insérée dans l'Union
médicale le 26 mars. L'observation est donc vraiment bien insuffisante et ne permet guère de formuler aucune conclusion.
On a vu par l'histoire de notre malade que, sous l'influence
d'un bon régime, elle avait repris des forces et éprouvé dans
son état général une telle amélioration, qu'à deux reprises
différentes elle voulait retourner dans sa maison. Elle n'en
succombait pas moins, et l'autopsie justifiait l'opinion d'Addison.
J'ai tenu pourtant à mentionner le fait de M. Boucher de la
Ville Jossy, afin qu'il ne pût pas être opposé aux recherches et
aux affirmations du praticien anglais, et j'incline à penser que
si M. Boucher avait eu alors l'occasion d'observer de très-près
quelque maladie d'Addison, son opinion à l'égard de son malade
se fût peut-être modifiée.

On sait enfin que l'usage prolongé des sels d'argent, et en
particulier du nitrate, qui, aujourd'hui, rend tant de services
dans la thérapeutique de certaines névroses rebelles (épilepsie,
gastralgie, entéralgie, ataxie locomotrice, paraplegie essentielle),
détermine une coloration bleue spéciale de la peau. Il me paraît
impossible, pour quiconque a observé un cas de maladie d'Addison, de confondre la teinte noirâtre particulière à cette maladie
avec la teinte cyanique propre à l'action du nitrate d'argent. A
tous autres égards, d'ailleurs, la confusion ne serait pas plus
possible.

J'en dirai autant de l'altération si notable de la couleur de la
peau chez certains malades qui ont longtemps conservé la fièvre
paludéenne, et dont on voit de si frappants exemples à Roche-
fort, dans la Sologne ou dans la Brenne, et, bien plus encore,
à la côte d'Afrique. Personne pourtant n'a pu confondre avec la
maladie d'Addison cette pâleur livide consécutive à la cachexie
paludéenne.

La même remarque s'applique à certains états scorbutiques
et surtout syphilitiques, dans lesquels la peau devient bistre,
littéralement plombée. Les petits enfants, particulièrement, en
présentent de très-curieux exemples. Mais, ici encore, l'erreur
est à peu près impossible, pour peu qu'on y apporte quelque
attention, et dût-on s'en laisser un instant imposer par la coloration de la peau, tout le cortége habituel des accidents syphi-

itiques dessillerait bientôt les yeux de l'observateur le plus facile à s'illusionner.

On comprend pourquoi j'insiste tant sur le fait que, dans la maladie d'Addison, la teinte de la peau n'est pas bronzée, mais bien noire, avec toutes les variétés de ce noir, depuis le quarteron et le mulâtre jusqu'au nègre le plus parfait.

Un second fait qui me frappe beaucoup, c'est le sentiment d'extrême faiblesse manifesté dès le début de la maladie. Plus j'y réfléchis, plus je demeure convaincu que le malade subit alors un véritable empoisonnement, une vraie intoxication par la matière pigmentaire, et que cette oppression considérable des forces qu'il éprouve ne tient à rien autre chose qu'à cette intoxication.

Un autre fait digne de remarque est la présence des douleurs lombaires, qui, chez notre malade, ont été fixes et vives; chez le malade de M. Houssay, de Pontlevoy (*Association médicale de Loir-et-Cher*, 5 *juin* 1862), lancinantes et violentes; chez le malade de M. Trousseau, cessant rapidement pour revenir, sans aucun caractère de fixité; chez d'autres, enfin, vagues et mobiles, à la manière des douleurs rhumatismales. Leur persistance dans les lombes, l'influence qu'elles exerçaient dès lors sur l'attitude de la malade, tenaient-elles à la lésion des capsules surrénales? J'inclinerais à le penser.

J'appelle aussi l'attention sur l'inégalité de teinte des différentes parties du corps. Par quelle bizarrerie la matière pigmentaire vient-elle se déposer par larges plaques noires dans tel ou tel point? Pourquoi chez tel malade le point envahi de préférence n'est-il pas le même que chez tel autre? Comment une matière identique à elle-même, le pigment, forme-t-elle des dépôts de teinte si inégale? Chez le malade dont M. Second Ferréol a récemment publié l'observation, la peau des mains présentait des granules de pigment en grande abondance, très-appréciables au microscope. Chez d'autres c'est un autre point du corps qui est le plus envahi. Pourquoi ces variations? On voit combien de questions laisse encore à résoudre cette maladie.

Il en est une toutefois sur laquelle mon attention s'est vivement fixée; je veux parler de la manière dont la mort survient. La malade n'avait rien éprouvé de plus, ni de différent. Elle n'avait commis aucune imprudence; et voilà que tout à coup des vomissements se déclarent, et qu'elle est emportée en quelques heures. Qu'est-ce qu'un fait pareil? J'y ai réfléchi, et voici ce que je pense :

Il y a évidemment ici une intoxication par la matière pigmentaire. Quand l'économie en est saturée, quand ses forces, peu à peu épuisées, ne peuvent plus suffire pour produire de la réaction, alors la moindre ondée nouvelle introduite dans l'économie devient l'occasion de la catastrophe. Remarquons bien quelle analogie a cette mort avec celle qui suit l'introduction dans l'économie d'un grand nombre de poisons animaux. Remarquons bien encore que c'est ainsi qu'on meurt dans l'ictère malin, dans la scarlatine, maladie si eminemment septique, dans quelques cas insidieux de l'insidieuse fièvre typhoïde, enfin dans certaines absorptions putrides, soit que la matière toxique vienne du dehors, soit que l'économie la prenne en elle-même. Remarquons enfin qu'aucune lésion matérielle locale n'explique, ne justifie ce genre de mort, et nous arriverons à cette conclusion, que la mort est ici le résultat de l'intoxication.

C'est encore, à n'en pas douter, cette intoxication elle-même qui détermine cette extrême faiblesse, si extrême, que, de tous les symptômes, aucun ne frappe davantage le malade. Comment en effet comprendre cette débilitation considérable, se produisant dès le début de la maladie, et à propos d'une lésion souvent peu étendue, peu notable, de la capsule surrénale, quand nous voyons chaque jour des lésions graves et profondes, des dégénérescences dans des organes étendus, volumineux, immédiatement nécessaires à la vie, n'apporter pendant longtemps à la vie et à la santé générale aucun trouble apparent? L'autopsie ne nous montre-t-elle pas chez des hommes qui succombent par suite de quelque accident, des lésions anciennes sérieuses, des tuberculisations hépatiques ou pulmonaires, des productions carcinomateuses variées, dont rien pendant la vie n'avait pu ni révéler, ni même faire soupçonner l'existence. La faiblesse, le trouble profond de la santé qui se manifestent dès le début de la maladie d'Addison sont donc véritablement l'effet non de la lésion locale, souvent presque insignifiante, mais bien l'effet toxique de l'imbibition pigmentaire générale.

Je ne dirais pas toute ma pensée si je n'ajoutais que, dans les cas où la mort ne survient pas brusquement, c'est encore cette même cause qui la produit. Les malades s'épuisent peu à peu, graduellement, par un amaigrissement progressif, sans cause apparente de déperdition, sans vomissements ni diarrhée, ni sueurs abondantes, ni hémorrhagies. Ils sont à peu près minés par l'influence du poison qui les imbibe. Ils meurent comme on meurt dans les empoisonnements lents, comme on meurt encore dans certaines asphyxies très-lentes, par une extinction graduelle, un anéantissement progressif des forces, l'économie s'imbibant dans le premier cas, de substances toxiques, dans le second cas, de sang veineux.

Je sais bien que chez le malade dont M. le professeur Trousseau rapporte l'observation dans sa *Clinique* (Tome II), le sang examiné par M. le professeur Robin n'a rien présenté d'anormal, si ce n'est une simple diminution des globules rouges, fait commun à toutes les anémies. Mais je ne puis m'empêcher de remarquer que cette analyse me paraît bien insuffisante, quand je la vois réduite à cette simple déclaration faite par M. Trousseau, avec des réserves, d'ailleurs, que le sang ne présentait rien d'anormal. De plus, je ne puis pas oublier qu'un expérimentateur également recommandable, M. Brown Séquard, est arrivé à une conclusion diamétralement opposée et qu'il a écrit (*Compte-rendu de l'Académie des Sciences du 25 août 1856*) les lignes suivantes : « Le sang, chez les animaux dépouillés des capsules surrénales, semble se charger d'un principe toxique : du moins ce sang, pris sur des lapins à l'agonie, hâte considérablement la mort de lapins sur lesquels on a enlevé depuis quelques heures une seule capsule, et, d'un autre côté, du sang de lapin en bonne santé injecté dans les veines d'un lapin à l'agonie, après l'ablation de l'une ou des deux capsules, le fait revenir à la vie pour quelques heures. »

On comprend, sans que j'aie besoin d'insister davantage, toute la portée de cette remarquable expérience de Brown Sequard, surtout si on la rapproche de celles de M. Vulpian, que j'analyserai plus loin.

Je ne saurais trop appeler l'attention des praticiens sur ces considérations de pathologie. Elles me semblent en effet avoir une grande importance dans l'histoire de la maladie d'Addison, et autant que je puis le croire, aucun observateur ne les a encore signalées.

On voit que bien des questions doivent encore être étudiées à propos de cette singulière affection. Au point de vue de la physiologie, elle n'est pas moins intéressante.

Le premier travail d'anatomie pathologique des capsules surrénales publié en France est, je crois, celui que le professeur Rayer a inséré dans le journal *l'Expérience* (10 novembre 1837). Dans le mémoire que j'ai sous les yeux, M. Rayer faisait connaître deux observations, recueillies dans son service, d'apoplexie des capsules surrénales, une troisième, recueillie à l'hôpital St-Louis, d'hémorrhagie des capsules, une quatrième, empruntée aux *Ephémérides des curieux de la nature*, de kyste hémorrhagique, et il en empruntait deux autres à Lieutaud, et une à Morgagni. Il ajoutait avoir constaté avec Cazalis des hémorraghies et de simples ecchymoses chez des enfants nouveau-nés, avec M. Andral des abcès, avec MM. Louis et Baillie des tubercules, des cancers, comme l'avaient noté MM. Cruveilhier, Bonet, Fanton, Sandifort. Sœmmering avait indiqué des transformations cartilagineuses, Vauquelin des ossifications, Lobtein des dégénérescences crétacées. L'hypertrophie, l'atrophie, avaient été également observées. Cette étude d'anatomie pathologique avait conduit M. Rayer à conclure :

1° Que les capsules surrénales sont complètement indépendantes des reins ;

2° Que l'inflammation et la dégénérescence de ces petits organes, presque toujours consécutives à des altérations de même nature des parties voisines, ne donnent lieu à aucun symptôme particulier qui puisse faire reconnaître ces lésions pendant la vie;

3° Que jusqu'à ce jour, l'étude des altérations des capsules surrénales n'a jeté aucune lumière sur leurs fonctions, et que les espérances de quelques médecins anatomistes à cet égard ne se sont point réalisées.

Chose vraiment très-digne de remarque, ni M. Rayer, ni aucun des très-nombreux savants qu'il citait, ne notaient la moindre modification dans la couleur de la peau, rien qui eût le moindre rapport avec l'état qu'Addison devait décrire dix-huit ans plus tard.

Depuis cette époque, un certain nombre de praticiens ont, par des recherches nécroscopiques multipliées, confirmé les observations qui précèdent, et montré de quelles lésions diverses les capsules surrénales peuvent devenir le siége. Aucun, ce me semble, absolument aucun jusqu'à Addison n'avait constaté la coïncidence de ces lésions avec une altération spéciale de la couleur de la peau et l'invasion de symptômes fatalement mortels.

Addison lui-même, et, depuis lui, un bon nombre d'observateurs ont établi que des lésions profondes, étendues, pouvaient envahir les capsules surrénales sans s'accompagner d'aucun symptôme particulier, et surtout sans déterminer la coloration bronzée de la peau. Addison cite lui-même un cas dans lequel les deux capsules présentaient des productions carcinomateuses, sans que le malade eût jamais offert le moindre signe de la maladie bronzée. On comprend toute la valeur du témoignage d'Addison dans cette question.

Il est donc bien établi que dans tous les cas de maladie bronzée d'Addison les capsules surrénales sont malades, mais que les capsules surrénales peuvent être altérées, et profondément altérées, sans déterminer la maladie d'Addison.

Qu'est-ce donc que ces singuliers organes ? Quelles sont leurs fonctions ? La maladie d'Addison jette-t-elle quelque jour sur leur rôle dans l'économie ? La question est pleine d'intérêt.

M. Rayer, dans son travail que j'ai résumé, après avoir établi leur indépendance des reins, leur liaison avec l'acéphalie, leur indépendance des organes de la génération, arrive à cette dernière conclusion : « Jusqu'à ce jour l'étude des altérations des capsules surrénales n'a jeté aucune lumière sur leurs fonctions, et les espérances de quelques médecins anatomistes à cet égard ne se sont point réalisées. »

Les expériences de Brown Sequard, celles de M. Gratiolet, celles de M. Vulpian, ont fait faire un grand pas à la question, depuis que le professeur Rayer formulait cette conclusion. Il résulte en effet des travaux entrepris par ces observateurs distingués que les capsules surrénales sont douées de sensibilité, qu'elles sont nécessaires à la vie, que leur extirpation est invariablement suivie de mort après une douzaine d'heures, que les plaies de la moelle épinière déterminent une hypérémie des capsules, suivie d'une violente inflammation. En tenant compte de tous ces faits, et en se rappelant cette singulière épizootie observée chez les lapins, et caractérisée par une inflammation des capsules surrénales, inflammation qui produit identiquement les mêmes effets que l'extirpation de ces organes, Brown Sequard rapproche les faits de maladie d'Addison et il arrive à cette conclusion qu'une de leurs fonctions principales « consiste en une modification spéciale d'une substance douée de la propriété de se transformer en pigment, modification qui lui fait perdre cette propriété. » (Trousseau, *Clinique médicale*, t. ii.)

Déjà, dans son mémoire à l'Académie des sciences (25 août 1856), Brown Sequard avait établi :

1° Que les capsules surrénales paraissent être des organes essentiels à la vie, au moins chez les chats, les chiens, les lapins et les cochons d'Inde ;

2° Que l'ablation de ces organes amène en général la mort plus rapidement que l'ablation des reins ;

3° Que les capsules surrénales ont avec le centre cérébro-rachidien de nombreuses relations d'influence.

Dans la séance suivante de l'Académie des sciences (1er septembre 1856), Gratiolet confirmait les mêmes résultats, mais avec cette simple différence que, d'après ses expériences, la mort ne suivait pas nécessairement l'ablation de la capsule gauche, tandis qu'elle était inévitable après l'ablation de la capsule droite, et *à fortiori* des deux capsules.

Il est bien vrai que plus tard, dans deux notes présentées à l'Académie (10 novembre 1856 et 22 décembre 1856), Philippeaux croyait pouvoir conclure de ses expériences :

1° Que l'extirpation des capsules surrénales n'entraîne pas nécessairement la mort des animaux;

2° Que dans les cas où la mort survient, elle est causée par l'opération, qui est grave;

3° Que certains animaux auxquels on a enlevé les deux capsules surrénales survivent à l'opération sans qu'il soit possible de constater le moindre trouble permanent ou même passager dans leurs fonctions;

4° Que les capsules surrénales ne paraissent pas des organes plus essentiels à la vie que la rate et les corps thyroïdes.

Mais depuis cette époque la plupart des expérimentateurs ont confirmé les résultats annoncés par Brown Sequard et démontré que la vie était incompatible avec la suppression des capsules surrénales.

Déjà, en 1845, des recherches que j'avais faites avec Vidal (de Cassis), pendant mon internat dans les hôpitaux de Paris, m'avaient conduit à des conclusions analogues à celles qu'à formulées Brown Sequard. Nous avions tenté de constater l'influence que peut avoir sur les organes de la génération l'ablation des capsules surrénales, et les chiens sur lesquels nous pratiquions cette opération avaient tous succombé dans les quatre jours, sans que la mort semblât pouvoir être imputée à la lésion opératoire elle-même.

Pour bien comprendre toute la portée de ces expériences au point de vue de la maladie d'Addison, il est bien nécessaire de ne pas oublier que la lésion des capsules a été constante dans tous les cas de maladie bronzée. C'est un fait sur lequel je ne saurais trop insister. Sans doute la lésion n'est pas toujours aussi tranchée, aussi grossièrement palpable que dans l'observation que j'ai recueillie, ou dans celles de M. Trousseau, de M. Second Ferréol, ou dans les cas assez nombreux publiés par la *Gazette hebdomadaire*, ou dans l'exemple si intéressant du *Medical Times and Gazette* (15 mai 1858). Quelquefois même, comme dans le cas rapporté par M. Charcot (1857), la lésion des capsules n'est bien appréciable qu'à l'examen microscopique. Toujours est-il que jusqu'ici il n'existe pas, je crois, dans la science, un seul cas de maladie pigmentaire d'Addison sans lésion des capsules surrénales. Tigri (*Gazette médicale de Toscane, juillet 1855 et mai 1857*) est peut-être le seul observateur qui ait eu l'idée de rattacher la maladie bronzée à une lésion de la rate, et il est juste de dire que rien, absolument rien depuis, n'a confirmé cette opinon.

Une observation tout récemment publiée par le docteur Houssay renferme même un détail curieux et que je tiens à noter. Le malade éprouvait, quand la coloration brune arrivait à son maximum d'intensité, une douleur de côté s'irradiant en arrière jusqu'à la colonne vertébrale, et en avant à l'épigastre et au ventre. L'intensité de la coloration bronzée est toujours en rapport avec l'intensité de cette douleur. « La figure, dit M. Houssay, était pour ainsi dire un cadran sur lequel venait se graver la force du mal. »

Chez une autre malade dont M. Halgrin a publié l'observation, la menstruation se faisait régulièrement et coïncidait avec une coloration plus intense du visage (*Association médicale de Loir-et-Cher*).

Voilà donc des faits bien établis, des expériences faites avec le plus grand soin par MM. Brown Séquard, Gratiolet, Vulpian, par Vidal, de Cassis, et par moi ; voilà une singulière épizootie dans laquelle les lapins présentent les mêmes symptômes que si on eût extirpé les capsules, et de plus dans laquelle le sang des lapins malades injecté à d'autres lapins reproduit identiquement les mêmes désordres, communique la même maladie. Est-ce qu'il n'y a pas un enseignement à tirer de tous ces documents ? Est-ce qu'ils n'éclairent pas la question des fonctions des capsules surrénales ?

Brown Séquard se borne à dire qu'une de leurs fonctions consiste à enlever la propriété de se transformer en pigment à une substance spéciale. Faut-il se borner à cette simple conclusion, un peu vague d'ailleurs ? Peut-on aller au-delà ? Essayons au moins de faire quelques pas en avant.

On sait que depuis quelques années l'attention a été appelée sur la leucocythémie, soit ganglionnaire, soit splénique, maladie qui a fourni à M. Vidal l'occasion d'un fort beau travail. Wirchow, l'ingénieux auteur de si remarquables recherches sur les embolies, et Bennett qui, les premiers, ont bien observé cette singulière affection, sont arrivés, comme on le sait, à deux conclusions opposées. Wirchow admet que la rate et les ganglions lymphatiques sont chargés de détruire les globules rouges du sang, d'où résulte l'excessive prédominance relative des globules blancs. Bennett, au contraire, admet que la rate et les ganglions lymphatiques sont chargés de former les globules blancs, lesquels se modifient et se colorent dans d'autres parties du système circulatoire et que dans la leucocythémie la

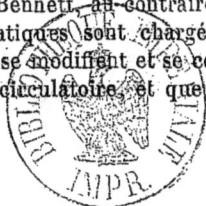

rate hypertrophiée produit une si immense quantité de ces globules blancs, qu'il ne peut s'en colorer qu'une proportion extrêmement faible. Quoi qu'en aient dit M. Vidal et Magnus Huss,
la théorie de Wirchow, si elle n'est pas matériellement dé-
montrée, ce qui n'est d'ailleurs jamais absolûment possible
pour aucune théorie, semble vraie. Elle est celle qui répond le
mieux à l'observation de tous les faits et à toutes les circon-
stances de la maladie, et j'avoue que pour moi, comme pour
Wirchow, la rate et les ganglions lymphatiques sont de grands
agents de destruction des globules rouges du sang, tant de faits
d'observation clinique, tant de rapprochements me semblent
conduire à cette opinion.

Or, remarquons bien l'analogie frappante qu'il y a entre la
rate et les capsules surrénales, la glande thyroïde, le thymus,
qui sont tous des glandes sans conduit excréteur (Rayer a
démontré que la prétendue cavité des capsules surrénales était
un produit de lésion pathologique. — *Expérience*, 1837). Ne se
passe-t-il pas pour la maladie d'Addison, dans les capsules surrénales, ce qui se passe dans la rate, à propos de la leucocythémie?

J'y ai beaucoup réfléchi, j'ai fait des rapprochements, ce qui
est en définitive la meilleure manière de juger une question.
J'ai pesé, comme on va le voir, toutes les objections, et je suis
arrivé à cette conclusion : que les capsules surrénales sont char-
gées de détruire d'une certaine manière la matière pigmentaire ; en sorte que si, sous l'influence de telle ou telle lésion,
leurs fonctions sont absolument abolies, la matière pigmentaire n'est plus détruite comme elle doit l'être, et vient affluer
dans le derme.

Vulpian et Cloez, dans deux communications à l'Académie
des sciences (29 septembre 1856, et 7 septembre 1857), ont
établi qu'il existe « une matière spéciale, inconnue jusqu'ici,
douée de propriétés chimiques remarquables, qui se trouve
exclusivement dans la substance médullaire des capsules surrénales, et qui par conséquent constitue le signe particulier de
ces organes. » Cette matière spéciale, que Vulpian a étudiée avec
beaucoup de soin, me semble être l'agent chimique de cette
destruction ou pour mieux dire de cette transformation du
pigment dans la capsule surrénale.

Je ne me dissimule pas toutes les objections qu'on peut
faire à cette théorie. Je me les suis faites moi-même. Voyons
pourtant s'il est possible d'y répondre.

La première, la plus importante est celle-ci : si la théorie est
vraie, la maladie d'Addison devrait se produire dans tous les

cas de lésion considérable des capsules surrénales. L'objection est grave; mais pourtant n'est-il pas vrai que des lésions considérables du foie, des carcinomes, des tuberculisations, des hypertrophies, sous l'influence de la fièvre palustre, peuvent se produire sans déterminer d'ictère, sans suppression de la sécrétion biliaire, sans altération des fonctions du système de la veine-porte?

N'est-il pas vrai encore que des lésions considérables du rein peuvent avoir lieu sans suppression et même quelquefois sans modification apparente de la sécrétion urinaire? M. Rayer et tous les auteurs en ont cité un très-grand nombre d'exemples, et pour ma part j'en ai vu quelques-uns bien étonnants.

Qui donc pourtant oserait nier, en raison de ces faits, que le foie sécrète la bile, et le rein, l'urine?

Je multiplierais ces exemples à l'infini : on en a cité de semblables à propos de la parotide, à propos des testicules, à propos de tous les organes dans lesquels la fonction de sécrétion reste incontestable.

La conclusion que j'en veux tirer, c'est que souvent la lésion anatomo-pathologique, même étendue, ne détruit pas absolument la fonction de l'organe envahi, et cela est encore vrai pour d'autres organes que les glandes. Qui de nous n'a pas vu ou lu des observations dans lesquelles on trouvait des tumeurs du cerveau n'ayant produit aucun symptôme appréciable pendant la vie? Et la matrice? Et les ovaires? Et les poumons dans lesquels on voit des masses tuberculeuses ou même des infiltrations miliaires sommeiller pendant longues années sans que rien révèle leur existence? La proposition reste donc vraie dans sa généralité, à savoir qu'un organe peut quelquefois continuer ses fonctions malgré les graves lésions dont il est le siége.

Et d'ailleurs, qu'on le remarque bien, nous ne faisons les constatations nécroscopiques que le jour où la lésion est devenue incompatible avec la vie. Qui nous dit qu'avant ce moment définitif il ne restait pas encore dans l'organe une portion saine, si petite qu'on la suppose, suffisant à l'exercice de sa fonction?

Il est vrai, d'ailleurs, d'ajouter que le plus habituellement les autopsies, dans les cas de maladie d'Addison, ont révélé des lésions plus ou moins étendues des capsules surrénales, mais non des altérations comprenant absolument la totalité de l'organe, et cette circonstance a une véritable importance dans la question que nous discutons. Est-ce que chaque jour nous ne voyons pas des individus chez lesquels l'autopsie fait reconnaître une infiltration miliaire générale des deux poumons qui a été longtemps compatible avec la vie, et même, chose bien plus étrange, qui a pu passer inaperçue au médecin ? Avec quelle peine même nous arrivons, dans certains cas, à retrouver par une dissection minutieuse, les petits lobules, les très-petits lobules par le moyen desquels se continuait la fonction, l'activité de l'organe ! De même pour le foie, de même pour le rein, dans certains états granuleux, de même enfin pour certains autres organes. Il semble que les portions restées saines redoublent d'activité fonctionnelle pour suppléer celles dont la maladie a supprimé l'exercice.

La seconde objection est celle-ci : Si les capsules surrénales ont pour fonction de détruire, dans une certaine mesure et d'une certaine manière, la matière pigmentaire, cette destruction devrait être bien plus grande encore chez les sujets à capsule surrénale très-développée. Or, quelques auteurs, et M. Trousseau entre autres, affirment, sur des témoignages du siècle dernier qui n'ont pas un grand caractère de certitude, que chez les nègres, au contraire, les capsules surrénales sont très-développées. A cela je répondrai que cela est très-loin d'être démontré, qu'il me faudrait un certain nombre d'observations authentiques, bien réelles, bien certaines, d'autopsies de nègres avec développement des capsules, dont on me dirait alors le poids exact, le volume exact, par rapport au poids et au volume des autres organes et du corps entier ; que rien, absolument rien d'aussi précis n'a été fait jusqu'à présent ; qu'un anatomiste singulièrement minutieux, M. Cruveilhier, a affirme au contraire (*Traité d'anatomie*) avoir constaté lui-même l'absence de ce développement exagéré dans deux cas d'autopsie chez les nègres. L'objection repose donc sur une base prodigieusement incertaine. Elle devient alors sans grande valeur. Mais admettons même la réalité de ce fait sur lequel elle s'appuie. Qu'est-ce que cela prouve ? Rien, absolument rien. Si les capsules sont développées, c'est que chez les nègres la matière pigmentaire est surabondante, en sorte que l'organe chargé de la détruire, si développé qu'il soit, ne la détruit pourtant pas dans une plus grande proportion que chez les autres hommes.

Une autre objection serait celle-ci : Les capsules surrénales sont très-peu développées chez les acéphales ou les anencéphales, au dire de Vetter, d'Hewson, de Sœmmering, de

Meckel, de Breschet et, peut-être aussi, de Geoffroy Saint-Hilaire; quelquefois même il paraît qu'elles n'existent pas chez les anencéphales, au dire d'Hewson. Que devient alors la théorie qui en fait les organes de destruction de la matière pigmentaire? A cela je réponds d'abord que Muller nie formellement la non-existence des capsules surrénales chez les anencéphales; en second lieu qu'il s'agit ici de fœtus qui n'ont pas vécu de la vie extra-utérine; ce qui annule immédiatement l'objection. Mais en admettant même des capsules surrénales d'un très-petit volume chez des sujets bien développés d'ailleurs, quelle conclusion en tirer? Est-ce que le volume d'un organe donne la mesure de son activité fonctionnelle? Est-ce qu'on ne voit pas avec des testicules d'un assez petit volume une grande puissance spermatique? Et de même pour combien d'autres organes! Et puis, remarquez que dans tous les cas cités par les auteurs que j'ai indiqués, il s'agit de fœtus acéphales ou anencéphales. L'objection, encore ici, n'a donc vraiment aucune portée.

Une objection qui paraît très-sérieuse de prime abord, est celle-ci : On peut, ainsi que l'ont fait Philippeaux et quelques autres expérimentateurs, extirper les capsules surrénales sans déterminer de mélanisme. Le fait paraît être incontestable. A cela je réponds deux choses : La première, que le traumatisme détermine une modification générale, une profonde perturbation qui trouble tout l'ensemble des fonctions; et que dès lors on ne peut pas convenablement raisonner d'un état pathologique traumatique à l'état physiologique; la seconde, que les expériences ont été faites sur des animaux, ce qui change déjà singulièrement la question, et de plus, qu'en général la mort a été trop rapide pour permettre d'apprécier ce que serait devenu l'exercice de la fonction.

Reste enfin une dernière objection, qui n'est à proprement parler qu'une fin de non-recevoir. On peut dire en effet : Il est impossible de percevoir directement cette action destructrice des capsules surrénales sur la matière pigmentaire; vous n'arrivez à l'admettre que par induction. Les objections qu'on fait à la théorie sont sans doute faciles à combattre. Mais enfin le fait constitutif de votre théorie n'est pas immédiatement vérifiable à la vue. Cette objection-là est vraie, parfaitement vraie, je dois le reconnaître. Mais c'est précisément parce qu'il s'agit d'inductions, de raisonnements, de rapprochements avec d'autres analogues, que j'ai donné à tout cela le nom de théorie. Si je voyais s'opérer sous mes yeux cette action de la capsule surrénale sur la matière pigmentaire, toute cette dissertation n'aurait aucun motif d'être. Je me bornerais à signaler le fait. Ici il faut que j'y arrive par induction, puisque je ne puis le constater directement, et je tiens pour vraie, ou tout au moins pour le plus probablement vraie, l'explication qui ne répugne pas à l'esprit, qui est d'accord avec les faits, qui a des analogies plausibles avec d'autres faits, qui donne une raison suffisante des choses observées, enfin qui répond victorieusement aux objections.

On le voit donc, en établissant cette théorie des fonctions des capsules surrénales et de la maladie d'Addison, je n'ai pas cherché à me dissimuler toutes les difficultés. J'ai été au-devant des objections. Plus j'y ai réfléchi, et plus je me suis convaincu que j'étais dans le vrai. Et d'ailleurs, à l'inverse de Gaubius, je dirai : *Melius est progredi per tenebras quam sistere gradum.*

Et maintenant, comme la médecine n'est que l'art de guérir, et qu'en définitive tous nos efforts, toutes nos recherches doivent tendre à ce but unique, y a-t-il quelque conséquence thérapeutique à tirer de tout ce qui précède?

Remarquons d'abord que, jusqu'à présent, tous les malades atteints de la maladie d'Addison, tous invariablement, ont succombé. « Quant au pronostic, dit à ce sujet le professeur Trousseau, les observations d'Addison, celles qui ont été relatées par d'autres médecins, le fait de notre malade et de deux autres que j'ai eu à soigner récemment, montrent qu'il est de la plus haute gravité. Que la maladie ait pris une marche chronique, qu'elle soit aiguë, la mort en est la conséquence inévitable. Jamais on n'a vu guérir les malades atteints de la maladie bronzée. » *Clinique médicale de l'Hôtel-Dieu*, 1862).

Tous les praticiens qui ont observé des exemples de maladie d'Addison arrivent à cette même conclusion désolante, et vraiment on s'en rend facilement compte quand on se souvient des lésions avec lesquelles la maladie coexiste le plus souvent. Qu'une dégénérescence cancéreuse ou tuberculeuse frappe les capsules surrénales, elle est là vraiment aussi irrémédiable que dans tout autre viscère. L'art semble condamné à rester longtemps encore impuissant contre cette cruelle maladie. Mais à défaut de médication curative proprement dite, il y a du moins quelques moyens de soulagement à apporter.

L'allanguissement, la débilité, l'anémie, bien que subordonnés à la maladie principale, deviennent dès lors des sources d'indications thérapeutiques ; indications impérieuses, formelles, auxquelles le médecin doit considérer comme un devoir de satisfaire. C'est alors que le quinquina, que les préparations ferrugineuses trouvent leur incontestable utilité, alors aussi qu'un régime tonique, une alimentation diversifiée, mi-partie animalisée, mi-partie végétale, doivent être prescrits, et chose bien remarquable, dans toutes les observations dont j'ai pu prendre connaissance, les malades en ont éprouvé une amélioration notable dans l'ensemble de la maladie, amélioration trompeuse, sans doute, puisqu'elle n'empêchait pas la terminaison fatale, mais en définitive une diminution considérable de leur état de malaise.

N'en soyons point étonnés d'ailleurs. Le même fait se reproduit dans presque tous les états de cachexie anémique, quelle qu'en soit l'origine. Que de fois le fer, le quinquina, l'alimentation n'ont-ils pas rendu momentanément quelque apparence de demi-santé à de pauvres malades minés par l'odieuse cachexie cancéreuse! Que de fois des tuberculeux reprennent-ils, sous l'influence de l'iodure de fer, du quinquina, d'un bon régime, un semblant de vie nouvelle qui leur fait espérer encore! Le même fait ne s'observe-t-il pas dans la leucocythémie, si fatalement mortelle pourtant? N'hésitons donc pas, dans la maladie d'Addison, à donner le fer, le quinquina, à prescrire une alimentation tonique.

Quelques indications particulières peuvent encore se produire. Le malade de M. Houssay éprouvait, surtout du côté gauche, des douleurs lombaires, qu'aucun liniment ne pouvait calmer, et qui n'étaient soulagées que par des applications endermiques de morphine. La malade de M. Halgrin (*Association médicale de Loir-et-Cher*, 5 juin 1862) avait été prise d'aphonie presque complète au début de la maladie, avec douleurs prurigineuses des paupières et rougeur des conjonctives oculaire et palpébrale. Tel autre malade peut présenter tel autre symptôme qui nécessite son moyen spécial. Toutes ces conditions individuelles ne peuvent être saisies que par le médecin. Il y a là, comme toujours en médecine, pour le véritable praticien, de l'art à faire.

Si maintenant nous devions résumer en quelques lignes ce long travail, nous dirions :

1° La maladie bronzée d'Addison tient à une lésion des capsules surrénales;

2° Quelle que soit l'espèce de lésion, la maladie semble fatalement mortelle;

3° Les capsules surrénales ont pour fonction principale de détruire d'une certaine manière la matière pigmentaire ;

4° Ces capsules surrénales font partie d'un système de glandes particulières, comme la rate, le thymus, la glande thyroïde, glandes qui n'ont point de conduit excréteur. Wirchow a, je crois, démontré la fonction principale de la rate, à propos de la leucycothémie. Il me semble avoir, pour ma part, tenté de jeter quelque faible jour sur celle des capsules surrénales, à propos de la maladie bronzée. Plus tard, quand le travail que je poursuis sera plus mûri, plus complet, j'essayerai de faire connaître quelques idées que j'ai pu me faire sur les fonctions du thymus et de la glande thyroïde. J'arriverai ainsi à établir une théorie générale sur le rôle que joue dans l'économie tout ce système de glandes volumineuses, si indispensablement nécessaires à la vie, glandes non pourvues de conduits excréteurs.

Jusqu'à présent leurs fonctions sont restées parfaitement ignorées. Elles ont pourtant leur raison d'être. Espérons que nous arriverons à lever un coin du voile. C'est en cherchant toujours qu'on travaille utilement.

———

La production du mélanisme dans des conditions pathologiques déterminées m'a paru pouvoir jeter quelque jour sur une question vivement débattue par les savants : je veux parler de l'existence de la race nègre.

Pour moi, qui, après sérieux et long examen de la plupart des travaux publiés sur ce sujet, crois fermement à l'unité de la race humaine, il m'a semblé que peut-être trouverait-on une explication satisfaisante, dans l'hypothèse d'une condition morbide à l'origine, transmise héréditairement et perdant ainsi son caractère pathologique.

La science me paraît définitivement fixée sur ce point. L'existence de la race nègre est donc due à des causes simplement accidentelles, parmi lesquelles la maladie a pu jouer à l'origine un grand rôle.

C'est là une question dont on comprend toute l'importance et sur laquelle il n'est possible de rien affirmer qu'après une étude très-complète.

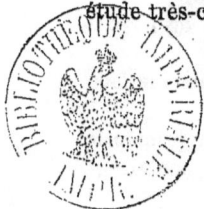

Tours, imprimerie LADEVÈZE.

116